DÉSINFECTION DES LOCAUX

PAR LES

VAPEURS D'ALDÉHYDE FORMIQUE

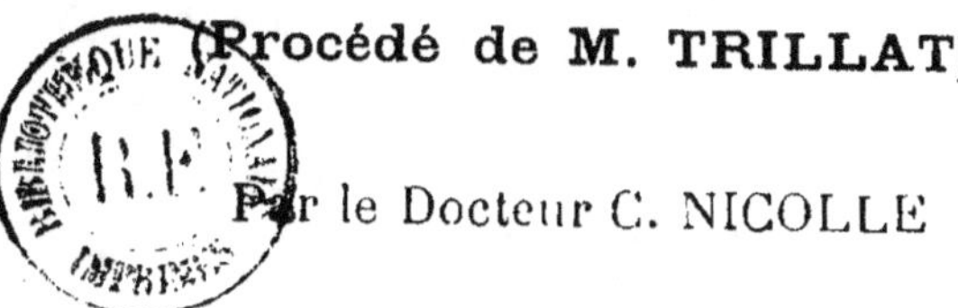

(Procédé de M. TRILLAT)

Par le Docteur C. NICOLLE

(Rapport lu à la *Société normande d'Hygiène pratique*,
dans sa séance du 19 janvier 1897.)

LYON

IMPRIMERIE L. BOURGEON

Rue des Marronniers, 7..

—

1897

DÉSINFECTION DES LOCAUX

PAR LES

VAPEURS D'ALDÉHYDE FORMIQUE

(Procédé de M. TRILLAT)

Par le Docteur C. NICOLLE

(Rapport lu à la Société normande d'Hygiène pratique,
dans sa séance du 19 janvier 1897.)

MESSIEURS,

Vous m'avez chargé, dans votre dernière séance, de contrôler expérimentalement le procédé de désinfection des locaux par l'aldéhyde formique (procédé de M. Trillat).

Je ne crois pas qu'il soit utile, au début de ce rapport, de vous rappeler quelles sont les propriétés de l'aldéhyde formique, comment elle est employée et quels résultats a donné, jusqu'à ce jour, son application à la désinfection des locaux.

Vous connaissez tous ces détails, soit par la conférence faite en décembre dernier par M. Trillat, soit par les travaux publiés jusqu'ici sur la question, principalement par MM. Gabriel Roux et Trillat, Bosc, Vaillard et Lemoine. Dans un article paru récemment dans la *Normandie médicale*, j'ai cherché à résumer cette question en montrant ses différentes étapes et les résultats publiés (1).

Je me bornerai donc, dans ce rapport, à vous donner le compte rendu des expériences qui ont été faites à Rouen et à vous en dire les résultats.

M. Trillat a fait trois expériences à Rouen : l'une dans le local de la Société de Médecine, l'autre au Laboratoire de bactériologie, la troisième en ville.

De ces trois expériences, la seule vraiment intéressante est celle faite au Laboratoire.

Dans toutes les trois, l'appareil qui a été employé pour le dégagement des vapeurs de formaldéhyde est l'autoclave formogène.

Je ne vous décrirai point cet appareil, que vous avez pu voir

---

(1) *Normandie médicale*, n° du 15 janvier 1897.

tous lors de la conférence de M. Trillat. Je vous rappellerai seulement qu'il est à garniture intérieure d'argent et muni d'un tube de dégagement très long, d'un diamètre de 1 millimètre environ.

L'expérience faite au Laboratoire de bactériologie a porté sur un local d'une contenance de 218 m. c. 76. Ce local comprend la presque totalité du second étage du Laboratoire ; il est composé, comme vous pouvez vous en rendre compte sur la figure ci-jointe, de quatre pièces communiquant entre elles.

Le matin même du jour de l'expérience, j'ai disposé dans ces diverses pièces, de petits carrés de toile de 1 centimètre de côté, qui avaient été auparavant stérilisés à l'autoclave, trempés dans des cultures microbiennes en bouillon ou dans des liquides septiques, et séchés ensuite à l'étuve à 36°. Voici la liste des cultures ou produits pathologiques qui ont été mis ainsi en expérience :

1° Staphylocoque blanc ;
2° Bacille typhique ;
3° Bacterium coli ;
4° Bacille diphtérique ;
5° Bacille de Friedländer ;
6° Muguet ;
7° Aspergillus fumigatus ;
8° Bacille du charbon sporulé ;
9° Poudre d'Arloing. — Cette poudre, qui est employée comme vaccin du charbon symptomatique, est constituée par de la pulpe des tumeurs charbonneuses portée à une très haute température. A cette température, le bacterium Chauvœi est modifié, non détruit. La poudre inoculée au cobaye, dans les muscles, ne le tue point ; mais si on ajoute à cette poudre quelques gouttes d'acide lactique, la maladie se développe à coup sûr et le cobaye succombe à l'inoculation ;
10° Pus d'ostéomyélite à staphylocoques ;
11° Selles diarrhéiques d'enfant ;
12° Crachats tuberculeux.

Toutes les cultures avaient, auparavant, été soigneusement vérifiées, au point de vue de la vitalité et, au besoin, de la virulence des microbes ; un examen complet des produits pathologiques employés avait décelé la présence dans ces produits des microbes spécifiques.

Quatre carrés de toile ont été préparés avec chacune des espèces microbiennes ou chacun des produits pathologiques. Ces différents carrés ont été disposés au hasard dans les quatre pièces, les uns sur les tables, les autres dans des placards entr'ouverts, d'autres enfin sur deux bandes accrochées au plafond, l'une de la grande salle, l'autre de la salle du fond, à droite, et pendant jusqu'au plancher. Sur chacune de ces deux bandes un échantillon des douze espèces microbiennes ou des produits pathologiques avait été disposé.

En dehors de ces cultures, on avait mis dans la pièce, dans le but de constater quelle action auraient sur eux les vapeurs d'aldéhyde formique, des instruments de chirurgie métalliques, des sondes en caoutchouc, des étoffes teintes avec les principales matières colorantes employées actuellement dans l'industrie, enfin un morceau de viande fraîche.

L'expérience eut lieu à 2 heures 1/2 de l'après-midi, le 15 décembre.

L'autoclave avait été rempli au deux tiers de la solution de formochlorol (mélange d'aldéhyde formique du commerce et de chlorure de calcium), les écrous bien vissés, la lampe à pétrole allumée. En une demi-heure, la pression intérieure était de trois atmosphères, la mise en marche pouvait avoir lieu.

Les portes de communication entre les diverses pièces avaient été laissées ouvertes, sauf la porte A qu'on maintint fermée, de façon à obliger les vapeurs à faire un circuit aussi long que possible. Les tabliers des cheminées (au nombre de trois) avaient été baissés.

La porte d'entrée fut fermée, le tube de dégagement introduit par le trou de la serrure, l'autoclave restant sur le palier de l'escalier. M. Trillat, M. Gascard et moi nous restâmes dans l'appartement en B durant les premières minutes du fonctionnement de l'appareil ; nous pûmes ainsi nous convaincre d'abord que les vapeurs dégagées étaient absolument sèches, ensuite que ces vapeurs pénétraient extrêmement vite à l'extrémité du local. Au moment où nous sortîmes, il n'y avait point cinq minutes d'écoulées, et la situation n'était plus tenable pour nous.

L'appareil fonctionna pendant une heure dix minutes ; il usa 2 litres de formochlorol, ce qui fait 600 grammes environ d'aldéhyde formique pure. La température du Laboratoire était à l'heure de l'expérience de + 9°.

Lorsque l'appareil eut cessé de fonctionner, le tube de dégagement fut retiré et le trou de la serrure bouché avec du coton. Quelques vapeurs d'aldéhyde formique, très désagréables à respirer, se dégagèrent dans l'escalier pendant l'expérience ; notre entrée et notre sortie de la pièce, au début du fonctionnement, en étaient cause. Il n'y eut, en dehors de cela, aucun autre dégagement de vapeurs, et dans aucune autre pièce du Laboratoire aucune odeur ne fut perçue.

Vingt minutes après que l'autoclave eût cessé de fonctionner, une première prise des cultures en expérience fut faite.

L'employé de M. Trillat, un mouchoir devant la bouche et le nez, pénétra rapidement dans le local rempli des vapeurs irritantes, et retira la grande bande de la grande salle ainsi que quelques autres cultures éparses ci et là.

Le local demeura ensuite fermé jusqu'au lendemain matin à 10 heures ; je fis alors moi-même la prise des autres échantillons de culture. L'appartement était encore rempli de vapeurs de formaldéhyde ; les fenêtres furent ouvertes rapidement et au bout de quelques minutes on pouvait séjourner dans le local sans inconvénient.

Les différents carrés de toile furent mis, aussitôt la prise faite, dans des tubes de culture contenant du bouillon nutritif et portés à l'étuve à 36° ; pour l'aspergillus, on employa un bouillon sucré qui est un milieu plus favorable encore à son développement que ne l'est le bouillon de viande ordinaire. Les carrés imprégnés de crachats tuberculeux furent mis à macérer dans quelques gouttes de bouillon qu'on inocula dans le péritoine des cobayes ; de même des cobayes reçurent en injections intra-musculaires la poudre d'Arloing mélangée à une solution d'acide lactique.

Les tubes de culture provenant des deux prises furent conservés trois semaines à l'étuve et examinés avec soin tous les jours. Un seul se troubla : c'était un tube dans lequel un carré de toile imprégné d'une culture de bacille diphtérique avait été déposé ; l'examen microscopique du bouillon et les divers ensemencements qui furent pratiqués montrèrent que le trouble n'était nullement dû au développement du bacille diphtérique ; le microbe poussé était un microbe banal de l'air tombé sur le carré de toile pendant les manipulations. Donc, il n'y eut développement d'aucun des microbes mis en expérience ; les tubes contenant le pus et les selles restèrent de même stériles.

Pensant qu'on pouvait objecter peut-être que c'était la petite quantité de vapeurs d'aldéhyde formique restée adhérente aux carrés de toile qui s'opposait au développement en bouillon des microbes, sans que ceux-ci fussent pour cela tués, je fis l'expérience suivante : le quinzième jour, je pris un tube de chacune des espèces ; ce tube était absolument clair ; je l'ensemençai avec une

Plan du Local sur lequel ont porté les expériences

(CONTENANCE : 218 m. c. 76)

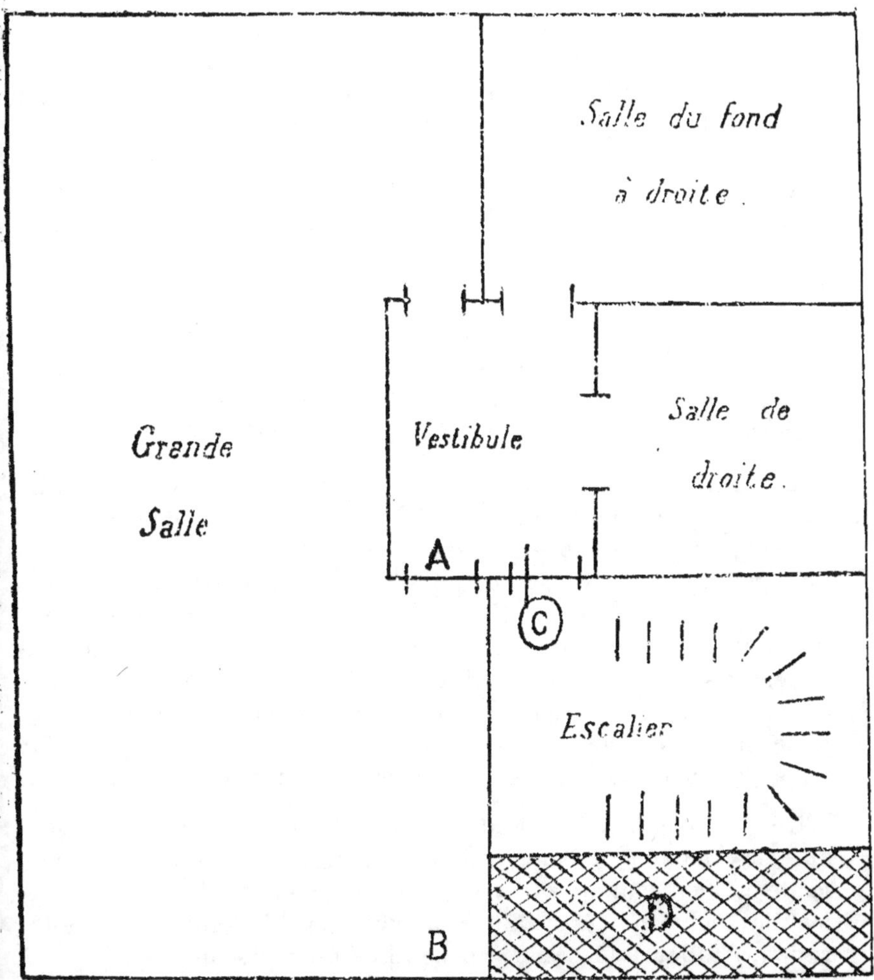

A Porte maintenue fermée. — **C** Autoclave disposé sur le palier de l'escalier avec son tube de dégagement engagé dans le trou de la serrure de la porte d'entrée. — **D** Salle sur laquelle il n'a point été fait d'expériences.

culture du microbe qu'il contenait déjà sur le carré de toile qu'on y avait déposé, et je remis ce tube à l'étuve ; le lendemain, tous les tubes s'étaient troublés.

Les cobayes inoculés avec de la poudre d'Arloing mélangée à l'acide lactique et avec les crachats tuberculeux sont demeurés indemnes.

En résumé, au point de vue de la stérilisation des germes, l'expérience faite au Laboratoire a été absolument concluante. Aucun des microbes soumis au contact des vapeurs de la formaldéhyde n'a résisté, quelle qu'ait été sa situation dans le local. La stérilisation s'est montrée complète dès la première prise, c'est-à-dire vingt minutes après l'arrêt de l'autoclave, soit une heure et demie après le début du fonctionnement de celui-ci. Ce point est des plus intéréssants, car il démontre la rapidité de ce procédé de désinfection.

Nous n'avons point cru devoir expérimenter sur le bacillus subtilis et sur le bacillus mesentericus, microbes extrêmement résistants, non pathogènes, et qui, dans les expériences antérieures, n'ont point été détruits par le procédé de M. Trillat.

Les instruments de chirurgie et les sondes exposés aux vapeurs n'ont subi aucune altération. De même, les étoffes teintes que nous avons soumises à l'expérience n'ont point été modifiées. Grâce à l'obligeance de M. Gascard, nous avons pu nous procurer des échantillons assez nombreux de ces étoffes. Voici la liste des matières colorantes qui avaient servi à les teinter et qui ont parfaitement résisté : indigo, géranine, chrysophénine, azo-violet, rouge d'alizarine, noir campêche, mélange de graine de Perse et de céruléine, nitro-alizarine. Ce sont là les matières colorantes les plus employées pour la teinture des étoffes d'appartement.

Un écheveau de coton teint avec de la fuchsine a viré légèrement au bleu ; l'action de l'aldéhyde formique sur cette matière colorante est bien connue, elle a été étudiée complètement par M. Trillat ; la fuchsine n'étant plus employée pour la teinture, son altération, d'ailleurs légère, est sans intérêt en pratique.

Un morceau de viande exposé aux vapeurs s'est conservé plusieurs semaines sans subir d'altération. Vous savez que M. Trillat avait pensé que cette action de l'aldéhyde formique sur les matières albuminoïdes pourrait être utilisée pour la conservation de la viande, mais qu'il y a renoncé parce que celle-ci devenait absolument inassimilable.

Le matin de cette expérience, M. Trillat en a fait une d'importance moindre dans le local de la Société de Médecine. L'autoclave a fonctionné une heure seulement ; puis les fenêtres ont été ouvertes et maintenues ainsi jusqu'au soir.

Vous avez pu vous convaincre, en venant écouter la conférence de M. Trillat, qui a eu lieu ce soir même, que l'on ne percevait plus dans la salle aucune vapeur d'aldéhyde formique.

Le lendemain matin, sur ma demande, M. Trillat a bien voulu faire une troisième expérience, celle-là en ville, dans une chambre où il y avait eu un cas de diphtérie. L'autoclave a fonctionné une heure et demie, l'appartement est resté fermé pendant dix heures, puis les fenêtres ouvertes dès le soir. J'ai pu ainsi me convaincre de la facilité d'emploi de son appareil et de l'innocuité absolue pour tout le mobilier d'une chambre des vapeurs d'aldéhyde formique.

Les conclusions à tirer de ces trois expériences sont les suivantes : la stérilisation des locaux par les vapeurs d'aldéhyde formique produites par l'autoclave formogène de M. Trillat, est un procédé de stérilisation rigoureux puisqu'en dehors de quelques microbes non pathogènes très résistants, du bacille du tétanos et du vibrion septique (dans les expériences de M. Vaillard), il détruit tous les microbes pathogènes. — Il est en tout cas infiniment supérieur aux procédés actuellement employés par les services de désinfection : vapeurs sulfureuses et pulvérisations de sublimé.

Il a sur eux, de plus, ce grand avantage de ne point nécessiter que les employés du service de désinfection pénètrent dans la pièce à désinfecter, dans la maison elle-même au besoin, puisque l'appareil fonctionne en dehors et que le tube de dégagement seul est engagé par le trou de la serrure.

Ce procédé est extrèmement rapide, il a suffi, dans l'expérience faite à Rouen, d'une heure et demie pour stériliser, d'une façon absolue, un local de plus de deux cents mètres cubes. L'appareil ne fonctionnant point davantage et les portes étant ouvertes au bout de ce temps, il est certain que si la désinfection a été pratiquée dans la matinée on peut coucher le soir même dans la chambre. — Si celle-ci est demeurée fermée pendant plusieurs heures, il suffit d'attendre jusqu'au lendemain.

Enfin, et c'est là un point capital également, le procédé de désinfection de M. Trillat n'altère en rien le mobilier, les tentures et objets divers de la chambre.

Il ne faudrait point penser cependant que l'autoclave formogène soit destiné à remplacer tous les procédés actuellement employés pour la désinfection ; il ne remplacera point les étuves à vapeur. Celles-ci, en effet, sont seules capables de stériliser l'intérieur des matelas, des oreillers, des traversins, etc.

Les vapeurs d'aldéhyde formique ne pourront jamais être employées sous une telle pression qu'elles puissent pénétrer jusqu'au centre d'un matelas.

Il serait désirable, comme corollaire de ces expériences et de celles qui ont été faites déjà auparavant, que les services publics de désinfection adoptent ce procédé qui a sur ceux actuellement en usage la supériorité d'une rigueur très grande, d'une facilité et d'une innocuité d'emploi absolues.

La Société normande d'hygiène pratique, en s'emparant de la question, pourrait peut-être beaucoup pour l'adoption de ce procédé de désinfection dans notre ville.

17 421. — Imprimerie L. Bourgeon, rue des Marronniers, 7, Lyon.